Dr M. DEJEUX
ANCIEN EXTERNE DES HÔPITAUX

DE
L'Hystérectomie abdominale totale
dans le Cancer recto-sigmoïde
chez la femme

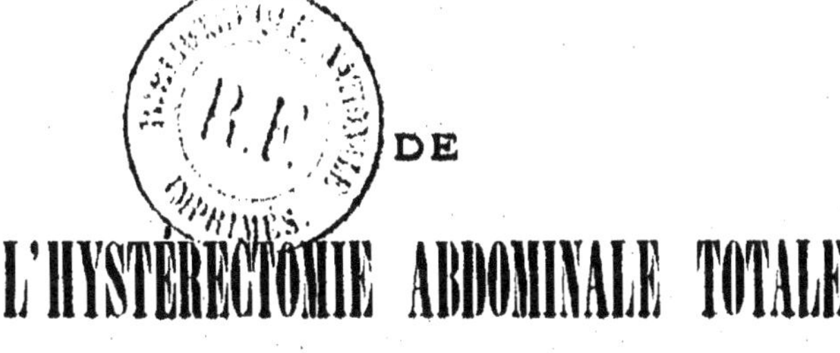

DE L'HYSTÉRECTOMIE ABDOMINALE TOTALE

DANS LE CANCER RECTO-SIGMOÏDE

CHEZ LA FEMME

DE

L'HYSTÉRECTOMIE ABDOMINALE TOTALE

DANS LE CANCER RECTO-SIGMOÏDE

CHEZ LA FEMME

PAR

Le Dr Maurice DEJEUX

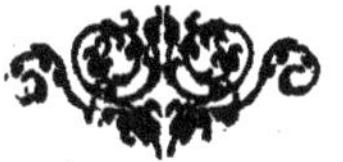

LYON
IMPRIMERIES RÉUNIES
8, Rue Rachais, 8

1908

A MON PÈRE ET A MA MÈRE

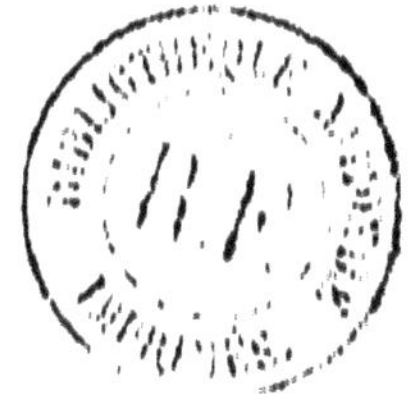

Bien faible témoignage de mon affectueuse reconnaissance.

A MON ONCLE ALEXANDRE BELLE

ET A MON COUSIN ADOLPHE GIROD, député

Les meilleurs amis de ma vie d'étudiant.

A MES PARENTS ET A MES AMIS

A mon Président de Thèse :

Monsieur le Professeur AUGUSTE POLLOSSON

PROFESSEUR DE CLINIQUE GYNÉCOLOGIQUE

CHIRURGIEN DES HÔPITAUX

A MES MAITRES DES HOPITAUX DE LYON

1905 - 1907

Monsieur le Docteur ALBERTIN, chirurgien des hôpitaux;

Monsieur le Professeur ROLLET, professeur de clinique ophtalmologique;

Monsieur le Professeur PONCET, professeur de clinique chirurgicale;

Monsieur le Docteur VIGNARD, chirurgien des hôpitaux;

Monsieur le Professeur agrégé TIXIER, chirurgien des hôpitaux,

dont j'ai eu l'honneur d'être l'externe.

INTRODUCTION

La chirurgie du cancer de l'S iliaque et du rectum est l'œuvre presque exclusive du siècle dernier. C'est Reybard, le chirurgien lyonnais, qui, en 1840, rapporte son observation de tumeur de l'S iliaque extirpée et guérie, et Lisfranc, qui, en 1826, tente pour la première fois l'extirpation du rectum cancéreux.

Depuis cette époque, des procédés opératoires nombreux se succèdent avec une fortune variable, et il faut arriver à la période d'antisepsie et surtout d'asepsie, qui permet de toucher impunément au péritoine, pour voir du même coup traiter rationnellement l'exérèse des portions terminale et subterminale de l'intestin. Les noms de Kraske, Czerngy, le mémoire de de Bovis en 1900, et les publications de Quénu depuis 1897, résument les principales méthodes qui s'imposèrent aux chirurgiens.

Nous envisagerons dans cette étude le cancer siégeant à l'union des deux dernières portions du gros intestin, c'est-à-dire à la limite de l'anse omega et du rectum, ou, autrement dit, le cancer du bas-côlon pelvien et du haut rectum.

Ce néoplasme revêt en effet de par son siège une physionomie clinique un peu spéciale, et offre chez la femme, par suite de la conformation du bassin plus large et de la présence de l'utérus, dont on pratique l'ablation, des ressources opératoires précieuses que l'on n'a pas chez l'homme.

L'hystérectomie totale donne en effet chez la femme une facilité énorme, de sorte que l'ablation de cancers du rectum haut situés et des plus volumineux peut être tentée, grâce à ce procédé préliminaire, tant qu'il n'y a pas de signes de généralisation péritonéale ou viscérale.

Cette étude aura donc pour objet l'ablation préliminaire de l'utérus, procédé qui, tout en ayant été employé quelquefois, n'a été érigé en méthode que dans ces dernières années par M. Tixier. Après quelques considérations anatomiques sur la région, qui nous permettent de juger de la valeur de ce traitement opératoire, et après avoir rapidement passé en revue les diverses méthodes d'exérèse chez la femme, nous tirerons des observations fournies par nos maîtres les conclusions qui nous ont paru s'imposer.

Mais, avant de commencer ce travail, il nous sera particulièrement agréable d'adresser nos remerciements à notre maître, M. le docteur Tixier, qui, pendant deux semestres de notre externat, nous a témoigné la plus grande bienveillance; c'est à lui que nous devons le sujet de cette thèse, pour laquelle il nous a prodigué ses conseils.

M. le docteur Albertin, dont nous avons suivi le service avec beaucoup d'intérêt, a bien voulu nous faire part des résultats de son expérience sur ce sujet.

Que M. le professeur agrégé Laroyenne accepte ici l'hommage de notre reconnaissance pour l'aménité parfaite avec laquelle il a guidé nos recherches sur l'anatomie de notre étude.

M. le docteur Vignard a droit également à notre reconnaissance, pour l'enseignement pratique que nous avons puisé auprès de lui.

Au docteur René Barlatier, interne des hôpitaux, qui fut toujours pour nous un conseiller éclairé et un ami, nous adressons l'expression de notre vive sympathie.

Les figures incorporées dans le texte ont été dessinées par notre ami, M. Verni, avec une habileté à laquelle nous sommes heureux de rendre hommage, et avec un soin dont nous le remercions.

CHAPITRE PREMIER

Considérations anatomiques.

La région qui nous intéresse est cette région difficilement accessible à l'exploration clinique, parce qu'elle est placée trop bas pour que le palper abdominal permette de l'atteindre, et trop haut pour qu'elle soit accessible au toucher vaginal ou rectal.

Elle est en effet intermédiaire à la grande cavité abdominale et au bas-fond pelvien que forme le cul-de-sac recto-utérin.

On trouve dans tous les traités classiques la description anatomique de cette région; notre but, en donnant une place dans notre travail à cette étude d'anatomie, est de rappeler des détails connus en attirant l'attention sur quelques-uns qui nous intéressent plus particulièrement.

En examinant la cavité pelvienne de haut en bas, on la voit divisée en deux loges par la cloison transversale utéro-ligamenteuse : la loge antérieure est occupée par la vessie, et nous ne nous arrêterons pas à la décrire ; la loge postérieure est occupée par la portion terminale du gros intestin : côlon descendant, S iliaque et rectum; c'est elle que nous allons décrire.

La loge postérieure est limitée en avant par une cloison à direction transversale; cette cloison est formée sur la ligne médiane par l'utérus et sur les parties latérales par les ligaments larges proprement dits. Le bord supérieur des ligaments larges est formé de trois ailerons, comprenant :

L'antérieur, le ligament rond; le postérieur, l'ovaire, et le supérieur, la trompe.

Son bord interne répond à l'utérus et loge les vaisseaux utérins; son bord inférieur se continue avec le péritoine pelvien.

La cloison postérieure est formée par la face antérieure du sacrum et au-dessus du sacrum par la colonne lombaire sur la partie médiane, et, de part et d'autre, par les os iliaques. Contre cette paroi descend la partie terminale du gros intestin. Le côlon descendant pénètre dans l'excavation pelvienne en croisant le bord supérieur de la crête iliaque, il prend alors le nom de côlon ilio-pelvien. La limite inférieure de ce côlon ilio-pelvien n'est pas la même pour tous les auteurs.

Les anciens anatomistes font se terminer le côlon ilio-pelvien au niveau de l'articulation sacro-iliaque gauche. Trèves, Jonnesco, Quénu et Hartmann abaissent sa limite à la troisième vertèbre sacrée. Ils s'appuient pour soutenir cette opinion sur les faits suivants : toutes les fois que la cavité pelvienne est large comme elle est chez l'adulte, le gros intestin entre dans l'excavation au niveau de la symphyse sacro-iliaque gauche; lorsque la cavité pelvienne est étroite, comme chez le nouveau-né ou chez l'adulte, lorsqu'elle est rétrécie par une tumeur, le gros intestin descend dans l'excavation au niveau de l'articulation sacro-iliaque droite. Il faut avec ces derniers auteurs rattacher au côlon ilio-pelvien la première partie du rectum des classiques.

Le côlon ilio-pelvien doit être lui-même divisé en deux parties :

La première, très *mobile*, dont le trajet et la direction sont variables, s'étend jusqu'à la symphyse sacro-iliaque, ou anse omega de Trèves;

La deuxième est la partie *fixe* du côlon ilio-pelvien, qui répond à la première partie du rectum.

Tout le côlon ilio-pelvien est pourvu d'un méso; le rectum, dernière portion du tube intestinal, en est dépourvu. C'est le côlon ilio-pelvien qui nous intéresse, et comme il est surtout important de connaître au point de vue chirurgical la disposition du péritoine et du méso, c'est elle que nous allons maintenant étudier plus particulièrement.

Le péritoine, après avoir tapissé la face postérieure de l'utérus, remonte au-devant du rectum, formant entre les deux organes le cavum recto-utérin. Il tapisse la face antérieure, puis les bords latéraux du rectum, en remontant obliquement le long des faces latérales, pour atteindre la paroi postérieure du rectum au niveau de la terminaison du côlon ilio-pelvien.

Sur le côlon ilio-pelvien, le péritoine fait une gaîne complète, et, s'adossant à lui-même au niveau de son bord postérieur, forme le mésocôlon pelvien. Celui-ci suspend à la paroi postérieure l'anse sigmoïde; sa forme est triangulaire avec un sommet qui répond au flanc gauche de la colonne; une base qui répond à l'intestin et deux bords latéraux. Il est flottant au-devant de cette paroi. La longueur du bord intestinal de ce méso, très variable, répond à la longueur du côlon pelvien lui-même, et Jonnesco l'évalue à 40 centimètres environ. Sa hauteur est extrêmement variable, et ces variabilités expliquent que la situation topographique de ce segment d'intestin soit toujours très variable. La situation du côlon pelvien est donc loin d'être fixe; on peut le voir décrire dans l'excavation pelvienne une vaste courbe qui va de la fosse iliaque gauche à la fosse iliaque droite; on peut le voir décrire une anse dans la fosse iliaque gauche seule. Pour toutes ces raisons, il n'y a pas de règles immuables, et « il semble donc irrationnel de poser théoriquement des lignes d'incision immuables pour sa découverte » (Pierre Duval).

En relevant l'extrémité inférieure du mésocôlon, on découvre l'orifice d'un petit cul-de-sac séreux qui constitue la fossette intersigmoïde; il est placé sur le bord interne du psoas, au sommet du mésocôlon. Il est limité par des replis péritonéaux recouvrant une couronne d'artères: en bas, l'iliaque primitive; en haut, l'hémorroïdale supérieure et les trois artères sigmoïdes, à la présence desquelles serait due, pour Waldeyer et Trèves, la formation de ce cul-de-sac.

En somme, envisagé dans son ensemble, le mésocôlon pelvien présente trois portions bien différentes au point de vue chirurgical : le segment supérieur, relativement court, puisqu'il est la continuation du mésocôlon descendant, est cependant susceptible d'extension par des manœuvres de décollement du péritoine pariétal; le segment moyen offre le maximum de longueur, 10 à 16 centimètres ordinairement, qui peuvent aller jusqu'à 20 centimètres chez l'adulte et le vieillard, par suite de la coprostase. Reste le dernier segment, le mésorectum, toujours très court et en même temps dépourvu de toute extensibilité.

De cette courte étude anatomique, nous tirerons quelques conclusions concernant la chirurgie du cancer recto-sigmoïde : ce cancer est surtout abdominal et accessible par la voie haute, mais la brièveté du mésorectum ne permet pas à l'opérateur d'attirer suffisamment au jour l'organe lésé.

De plus, on remarquera que l'utérus en place rend moins facile la découverte et l'exploration du segment intestinal cancéreux. On comprend donc que si l'on veut avoir un jour suffisant sur la région pour *l'exploration* des adhérences et des connexions néoplasiques, et aussi pour *opérer plus librement*, on soit amené à faire dans un premier temps une hystérectomie totale.

D'autre part, l'ablation de l'utérus permet la péritonisation plus facile, et dans le cas d'amputation totale de toute la partie terminale de l'intestin, il suffira d'attirer en avant le mésocôlon, qu'on rattachera au péritoine des parois latérales de l'excavation et de la face postérieure de la vessie, pour fermer complètement le bas-fond pelvien et l'isoler de la grande cavité péritonéale.

De même que dans les cas où l'entérectomie sera possible, on pourra toujours attirer le péritoine au contact du bout intestinal supérieur, ce qui isolera encore complètement la ligne d'entérorraphie, et évitera une infection du grand péritoine, au cas où quelques points de suture viendraient à céder.

CHAPITRE II

Exploration clinique.

Cette étude anatomique nous fait comprendre la symptomatologie un peu effacée du cancer recto-sigmoïde chez la femme, symptomatologie sur laquelle nous n'avons pas à insister, car elle a déjà été étudiée par beaucoup d'auteurs.

Mais nous attirerons l'attention sur les moyens d'exploration clinique qui sont spéciaux à cette localisation du cancer et dont quelques-uns sont dus, chez la femme, à la présence des organes génitaux.

Parmi ces moyens, la *palpation abdominale*, abdomino-pelvienne pour mieux dire, sans donner des renseignements très précis, peut quelquefois cependant mettre sur la voie du diagnostic. On la pratique de préférence sur un plan incliné à 45° environ, le siège étant surélevé à l'aide de coussins résistants. Cette position a un double avantage : elle vide tout d'abord le bassin de toutes les anses grêles, et déblaie de même les fosses iliaques, ne laissant dans le bassin que le côlon pelvien. Puis elle relâche la paroi abdominale et supprime souvent la contraction instinctive des droits.

Dans cette position, les mains d'abord appliquées à plat dans la fosse iliaque, progressivement enfoncées, puis ramenées en masse vers soi, arrivent parfois à saisir un cordon vertical de grosseur variable, qui ressaute sous les doigts, et la patiente accuse généralement à ce moment une légère douleur.

Le *toucher rectal* ne donne pas toujours de renseignements; cependant, en se faisant pousser fortement le coude, comme le conseillait Gosselin, et en faisant pousser la malade, on arrive à atteindre des néoplasmes dont l'extrémité inférieure s'étendait à 13 ou 14 centimètres au-dessus de l'orifice anal, comme on a pu s'en assurer après extirpation sur la pièce étalée.

Nous ne faisons que mentionner la manœuvre de Simon, de Heidelberg, qui, en introduisant la main entière dans le rectum, a pu s'élever ainsi à 17 ou 19 centimètres au-dessus de l'anus; cette méthode, beaucoup trop dangereuse, est entièrement à rejeter.

Outre la présence d'une tumeur, le toucher rectal fait reconnaître parfois des cas d'invagination chronique ou intermittente, qui constituent un des meilleurs signes du néoplasme du bas côlon pelvien.

Un troisième mode d'exploration chez la femme est fourni par le *toucher vaginal*, qui fait percevoir quelquefois une masse qui fait bomber la paroi vaginale postérieure, et semble faire saillie dans le vagin qu'elle rétrécit. En outre, il permet au chirurgien de se rendre compte de la souplesse plus ou moins grande des culs-de-sac vaginaux, d'apprécier le degré de mobilité des ligaments larges, et, parlant, l'envahissement plus ou moins considérable du péritoine.

Cet envahissement du péritoine, qui contre-indiquerait alors toute intervention, doit être jugé probable si, à une hauteur dépassant 9 ou 10 centimètres, le néoplasme est fixe et douloureux, et surtout si la malade accuse spontanément des douleurs dans le ventre, alors qu'il n'existe ni météorisme, ni obstruction pouvant en rendre compte.

Mais le *toucher rectal, associé à la palpation abdomino-pelvienne*, est sans conteste le meilleur mode d'exploration; la malade étant en position inclinée, la main gauche pratique le toucher rectal aussi haut que possible, elle peut ainsi atteindre le promontoire; la main droite recherchant le segment pelvien du côlon, il arrive un moment où l'anse se trouve prise entre les deux mains et peut être explorée entièrement. Les renseignements fournis sont importants et précis. On peut du reste combiner le toucher rectal au toucher vaginal.

Un dernier mode d'exploration est entré ces dernières années dans la pratique : nous voulons parler de la *rectoscopie* et de la *sigmoïdoscopie*. Préconisées par Kelly et étendues par Fédoroff à l'exploration de l'anse sigmoïde, elles agissent à la fois, et comme sonde révélant le rétrécissement néoplasique, et comme instrument de vision directe.

Comme sonde, le rectoscope rend de meilleurs services que la sonde vulgaire; gros, calibré sur le rectum, il s'avance, en déplissant devant lui la muqueuse rectale, et permet ainsi de mesurer exactement la hauteur de la tumeur; il *butte* de plus contre la moindre production anormale, il *force* au contraire les contractions passagères de l'intestin.

Pour les cas qui nous occupent, et où le néoplasme n'est jamais très haut situé, les résultats fournis par ce mode d'exploration sont très appréciables. La rectoscopie est donc un moyen recommandable d'exploration. Peut-être un peu effrayante au premier abord par le calibre et la longueur de l'instrument, elle laisse redouter de grandes souffrances pour le patient, comme prévoir de graves accidents. Mais son emploi, suivant des règles bien posées actuellement, est sans danger, très supportable pour la malade, même sans anesthésie générale.

Quant aux ganglions néoplasiques, qui constituent dans tout néoplasme un excellent signe d'exploration clinique, ils sont ici, à part ceux de l'aine, exclusivement viscéraux et échappent de ce fait à nos moyens d'investigation ordinaires.

Ce n'est qu'après une laparotomie exploratrice, hâtive et précoce, qu'on pourrait affirmer leur intégrité ou leur participation au mal.

Et c'est précisément après cette reconnaissance de toutes les lésions de généralisation, que l'on pourra, grâce au jour que donne l'hystérectomie totale, tenter une opération radicale, même sur des cas qui, sans le secours de cette intervention préliminaire, auraient été considérés comme un *noli me tangere*.

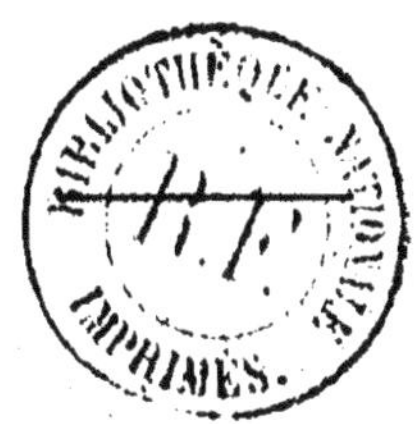

CHAPITRE III

Conditions de l'opération.

Chez la femme, deux cas peuvent se présenter :

1° Ou bien on a affaire à une *tumeur* très *volumineuse*, très *étendue*, bien que cependant il n'y ait pas encore de signes de généralisation; on se trouve alors dans l'obligation formelle, si l'on veut pratiquer une opération vraiment curative, d'enlever tout, de sacrifier anus et sphincters.

2° Ou bien on a affaire à une *tumeur limitée, sténosante*, rappelant le squirrhe annulaire si fréquent sur l'S iliaque; il faut dans ce cas conserver le sphincter et l'intervention idéale est l'entérectomie.

CHAPITRE IV

Indications de l'hystérectomie dans l'amputation abdomino-périnéale.

Mais comment réaliser ces deux indications ?

Depuis Lisfranc, qui, le premier, a proposé et tenté la cure radicale des cancers se rattachant à notre premier type, divers procédés se sont succédé, marquant, au fur et à mesure des progrès de la chirurgie, l'audace croissante des chirurgiens, et répondant tous à cette double indication : il faut du jour pour tailler largement.

Or, la seule opération qui puisse convenir à l'extirpation de tumeurs volumineuses, c'est l'opération de Lisfranc, l'*amputation*, c'est-à-dire l'exérèse d'une partie plus ou moins considérable du rectum et même de l'S iliaque, y compris l'anus.

Cette opération ne fut cependant accueillie qu'avec bien des réserves : « Une opération, dit Curling, qui expose à l'incontinence et au rétrécissement, qui est forcément suivie de récidives, doit être fatalement condamnée ».

Malgré tout, grâce à l'inocuité procurée par l'antisepsie, l'opération radicale se généralisa. Elle demeurait pourtant incomplète, car si Bardenheuer avait réussi dans un cas à enlever un cancer situé à 30 centimètres de l'anus, on ne pouvait admettre qu'il était toujours possible d'enlever une telle étendue de rectum par le périnée.

Il restait donc des cancers situés trop haut pour être enlevés par la voie inférieure, trop bas pour être extirpés par la laparotomie. Aussi, la communication de Kraske, en 1885, eût-elle un grand retentissement. Par la résection partielle du sacrum, Kraske rendait accessible les cancers du rectum les plus élevés.

Depuis, on a été plus loin encore, et, en associant la voie abdominale et la voie périnéale, on a pu faire des extirpations très étendues.

Nous passerons rapidement en revue les diverses manières d'extirper la tumeur, et nous montrerons que le gros reproche à faire à toutes ces méthodes, c'est de ne pas donner au chirurgien un jour suffisant, malgré les vastes délabrements que procurent certaines d'entre elles.

On peut, pour atteindre un cancer haut situé, passer par des voies différentes :

1° Les voies naturelles;

2° La voie périnéale;

3° La voie sacrée;

4° La voie abdominale associée à la voie périnéale.

A la première catégorie se rattachent les opérations par la voie vaginale et la voie anale. Cette dernière ne nous occupera pas, puisqu'elle se rapporte à des cancers bas situés.

La *voie vaginale*, employée par Desguins en 1890, ne s'applique guère qu'aux cancers de l'ampoule. L'incision de la cloison recto-vaginale donne bien une large voie d'accès sur le rectum, mais les manœuvres d'extirpation sont gênées en haut par la présence de l'utérus.

Nous serons bref également sur la voie périnéale, à laquelle se rattache l'opération de Lisfranc. Outre que la réparation amène presque fatalement un rétrécissement, elle ne peut prétendre, gênée par le sacrum et le coccyx en arrière, le vagin et l'utérus en avant, à s'adresser à des cancers haut situés.

C'est pour remédier à ce dernier inconvénient et se donner plus de jour, que Denonvillers prolongea l'incision cutanée en arrière sur le coccyx, que Kocher et Verneuil réséquèrent cet os, modifications évidemment heureuses, qui donnaient à l'opérateur beaucoup plus de facilité pour enlever un segment plus étendu de rectum.

Malgré tout, ces méthodes ne rendaient guère plus faciles les voies d'accès au rectum, et sacrifiaient d'autre part délibérément l'anus, même lorsqu'il était intact. Un sphincter est pourtant chose assez précieuse pour qu'on s'efforce de le conserver toutes les fois que cela est possible. C'est pour remédier à ce double inconvénient que Kraske créa sa méthode, qui eut un si grand retentissement après sa publication au 14e Congrès des chirurgiens allemands, en 1885.

Le procédé consiste, après avoir enlevé le coccyx et désinséré les ligaments sacro-sciatiques du côté gauche, à abattre la moitié gauche du sacrum au-dessous du troisième trou sacré. L'enthousiasme que fit naître cette méthode fut considérable, car la voie sacrée, en étendant le domaine opératoire, et en respectant le sphincter, permettait d'obtenir une restauration fonctionnelle complète. En réalité, l'opération de Kraske n'a pas tenu toutes ses promesses, elle s'est montrée grave par les troubles que ses mutilations pouvaient apporter dans la statique du bassin, et la restauration fonctionnelle a été bien souvent incomplète. Si, maintenant, la résection du sacrum est abandonnée par la grande majorité des chirurgiens, elle n'en a pas moins marqué une étape importante dans le traitement chirurgical des cancers du rectum.

Actuellement, de plus en plus nombreux sont les partisans de la méthode abdomino-périnéale. Tentée par Czerny en 1883, mais uniquement par nécessité, Gaudier (de Lille), l'a faite, le premier, de propos délibéré, en 1895, pour rendre l'opération complète et plus aseptique. Sa technique, d'abord tâtonnante, a été précisée par toute la série des travaux de Quénu et Hartmann, Berger, les belles observations de M. Gouilloud, publiées dans la thèse de Ronchet, celles de MM. Villard et Durand, la thèse de Manuel. Tout récemment encore, la question a été remise à l'ordre du jour à la Société de chirurgie de Lyon, où elle a fait l'objet de nombreuses communications et discussions de la part de MM. Gouilloud, Albertin, Durand et Tixier.

De même, au Congrès de chirurgie de Paris (octobre 1907), à propos de la communication de M. Tixier, M. Reymond rapporta l'observation d'une malade opérée par lui un an auparavant et chez laquelle il fut obligé d'enlever l'utérus par suite des adhérences multiples. M. Reymond se loua du jour énorme donné par cette opération (1).

---

(1) *Gazette des hôpitaux et Semaine médicale*, octobre 1907.

En somme, dans l'état actuel de la chirurgie, l'amputation abdomino-périnéale semble la seule opération rationnelle. Nous empruntons à la thèse de Ronchet, inspirée par M. Gouilloud, les lignes suivantes, qui résument bien tous les avantages de la méthode : « Si cette méthode voit sa meilleure indication dans les cas de cancer haut situés, nous prétendons aussi que, même pour les autres néoplasmes relevant de procédés plus conservateurs, on peut, avec l'amputation abdomino-périnéale, éviter les récidives toujours fréquentes et donner aux malades, par un procédé plus radical, le maximum de chances de survie.

« Le plus grand progrès apporté par cette nouvelle méthode a été de permettre une ablation facile des cancers haut situés. On connaît en effet les réserves que faisait Trélat en 1884, à ce sujet, qui refusait toute confiance à la méthode périnéale de Lisfranc pour l'extirpation de ces néoplasmes. D'autres méthodes, avec Kraske et d'autres chirurgiens, permirent plus tard d'étendre en hauteur les interventions sur le rectum. Mais les résultats ne furent pas toujours brillants, ni comparables à l'élégance du procédé. On ne parle plus maintenant de contre-indications tirées de la *hauteur* du néoplasme, qui importe peu au chirurgien, pour qui la longueur de la résection intestinale est bien moins limitée. Nos observations relatent, en effet, des ablations de 20 à 50 centimètres d'intestins ! C'est donc la démonstration qu'un procédé plus complet, ouvrant un champ plus *large* aux investigations, est souvent supérieur en ses résultats éloignés à des procédés plus conservateurs. »

Il est donc évident que la combinaison des deux voies abdominale et périnéale est très heureuse, car le ventre ouvert, le chirurgien peut explorer toute la cavité péritonéale, se rendre compte exactement de la situation du cancer, de ses adhérences avec les organes voisins, de l'envahissement des tissus périrectaux et des territoires lymphatiques.

Cependant il est un moyen, chez la femme, de rendre l'opération sinon plus radicale, du moins plus facile, nous voulons parler de l'hystérectomie totale sur un utérus sain. Il est bien évident que cette hystérectomie s'est déjà imposée dans les cas où le cancer s'est déjà propagé à l'utérus, ou que dans le cours de l'opération le chirurgien s'aperçoit que ce dernier est porteur de toute autre lésion, fibrome par exemple (1).

Outre que le sacrifice de cet organe importe peu, puisque, dans la majorité des cas, on a affaire à des femmes ayant dépassé la ménopause, son ablation rend singulièrement plus faciles les manœuvres d'extirpation.

L'utérus, en effet, du fait de son interposition presque immédiate au-devant du rectum, et du fait que, chez les vieilles, il est souvent prolabé dans le Douglas de par la laxité de ses ligaments, est un élément de gêne continuelle au cours d'une intervention déjà rendue plus pénible par la profondeur à laquelle on opère.

Il gêne non seulement la vue, mais encore les manœuvres d'extraction; or, en matière de cancer, on ne saurait trop s'entourer de précautions. La résistance du

(1) Thèse de Ronchet, obs. IV et V.
Schwartz: Communication à la Société de chirurgie, Paris, 1903.)

cancer aux tractions est malheureusement et généralement faible. Son tissu, dur ou ramolli, squirrheux ou encéphaloïde, se déchire facilement, d'autant plus qu'il est souvent fixé par des adhérences aux parties voisines; il faut donc le libérer avec patience et ne point commencer trop tôt par des manœuvres aveugles les tractions destinées à conduire au-dehors l'anse malade, sinon le cancer se déchire, soit en plein néoplasme, soit à la limite des parties saines et malades.

L'hystérectomie systématique dans le cancer du rectum vient donc compenser heureusement tous ces inconvénients; elle permet d'abord de libérer le néoplasme de ses adhérences, pouvant exister avec l'utérus; elle permet surtout de donner beaucoup de jour sur la région et de faciliter ainsi, chez les femmes obèses en particulier, et avec un rectum à court méso, les manœuvres de décollement et d'isolement du rectum; enfin, elle établit un merveilleux drainage inférieur.

Elle permet enfin, comme nous allons le voir dans un instant, dans le cas de tumeur limitée, où ce n'est plus l'amputation, mais la *résection qui doit être le but idéal*, de s'éclairer suffisamment pour faire, au fond du pelvis, des sutures ou des anastomoses comme on en pratique sur tout autre segment de l'intestin.

Il reste un dernier avantage de l'ablation de l'utérus, non moindre que les autres, c'est de faciliter beaucoup la péritonisation. Celle-ci a un double avantage :

1° De recouvrir toutes les surfaces cruentées.

2° De les extérioriser de la grande cavité abdominale en en permettant le drainage.

On sait en effet que des portions étendues de péritoine

doivent être sacrifiées lorsqu'on pratique l'évidement complet du bassin avec dissection des uretères dans l'extirpation totale de l'utérus ou du rectum carcinomateux. Mais ces pertes de substance sont le point de départ de brides, d'adhérences qui existent malgré le drainage, elles peuvent obstruer et diminuer la cavité pelvienne, et peuvent même produire quelquefois très tard des occlusions intestinales.

« Il faut donc recouvrir ces pertes de substance :

« 1° Rendre mobile et transplanter le péritoine de voisinage (1).

« 2° Transplanter sur ces pertes des organes couverts de péritoine. »

Dans le premier cas, il faut commencer par décoller le péritoine du cavum de Retzius, ce qui permet de séparer une plus grande partie du péritoine vésical, et de l'attirer jusqu'à la paroi postérieure du bassin. Dans le deuxième cas, on pourra, après avoir libéré l'S iliaque de ses adhérences éventuelles, et en le tirant doucement vers la fosse iliaque droite, l'employer pour combler des pertes de substance.

Ce procédé, décrit par Amann et préconisé par Gouilloud dans l'amputation abdomino-périnéale du rectum, ne peut être employé dans l'entérectomie par suite du mésorectum, le plus souvent très court.

Seule, l'hystérectomie permet de reconstituer une barrière péritonéale à l'aide du péritoine anté-utérin, des parties latérales des ligaments larges et du mésocôlon

(1) AMANN. XIII° Congrès int. de médecine, 1900.

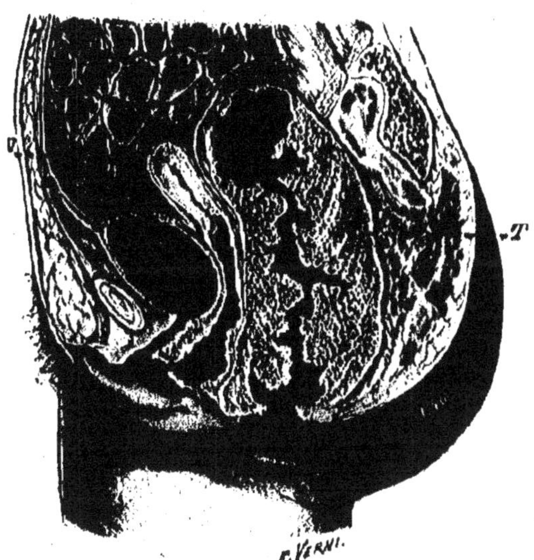

Fig. I. — Tumeur volumineuse.

U, Utérus; — T, Tumeur.

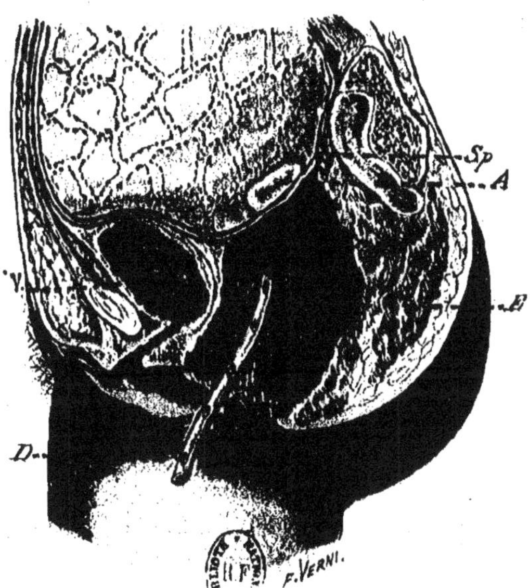

Fig. II. — Hystérectomie totale et amputation abdomino-périnéale.

D, Drain; — A, Anus définitif; — Sp, Suture péritonéale; — E, Cavité opératoire.

recto-colique. Au-dessous de ce *toit*, constitué en grande partie par le péritoine seul et l'S iliaque suspendu à son mésentère, on pratique le *drainage vaginal*.

Cette séparation de la partie inférieure du bassin du reste de la cavité abdominale inférieure, offre de sérieux avantages, puisqu'elle permet la restauration complète de la cavité péritonéale et qu'elle empêche la propagation de l'infection toujours possible du grand ventre.

Nous nous résumerons en empruntant à M. Albertin ses conclusions à propos de l'amputation abdomino-périnéale : « Si l'on a eu soin de conserver une large collerette péritonéale antérieure, on remarque que la péritonisation est singulièrement facilitée, le péritoine viscéral pouvant être amené jusqu'à la paroi postérieure du bassin. Il faut soigner tout particulièrement la péritonisation, car, au-dessous, se trouve l'énorme cavité laissée libre par l'ablation du rectum, et cette cavité, bourrée de mèches de gaze, pour faire l'hémostase, ne se comble pas toujours sans être le siège de quelques phénomènes d'infection secondaire, ce qui n'a pas d'inconvénient si la grande cavité péritonéale est bien isolée et fermée ».

CHAPITRE V

Indications de l'hystérectomie dans l'entérectomie.

Si les avantages de l'hystérectomie totale sont déjà fort appréciables pour l'amputation du haut rectum cancéreux, ils le sont encore plus pour le cancer limité permettant une entérectomie.

Car « de même que pour un cancer annulaire sténosant de l'S iliaque, nous n'allons pas enlever tout l'S iliaque, mais faisons une entérectomie limitée; de même pour un cancer de même nature histologique et de même allure clinique, situé un peu plus bas sur le haut rectum, nous devons chercher quelquefois à faire de simples résections ». (Tixier, Société de Chirurgie de Lyon, 1907, p. 51.)

Pour faire commodément une bonne suture ou une bonne anastomose, et bien protéger la cavité péritonéale contre l'infection au cours de l'opération, il faut agir sur des anses mobiles pouvant *être attirées au jour*. Or, la partie supérieure du rectum est fixée dans la concavité sacrée et son abord est rendu difficile en arrière par le promontoire et en avant par les organes génitaux internes chez la femme. Cependant, les bassins très larges, à excavation pelvienne peu profonde et à promontoire peu saillant, se prêtent assez facilement aux manœuvres opératoires et chez la femme en particulier, le chirurgien serait à l'aise sans la présence de l'utérus. Edebohls, en 1901, ayant enlevé un utérus gravide pour pratiquer ensuite l'extirpation d'un cancer de la portion péritonéale du rectum, opération suivie du reste de guérison, a été frappé de la facilité que donnait l'hystérectomie.

C'est ce procédé que M. Tixier a érigé en méthode et sur lequel il a attiré tout spécialement l'attention du chirurgien (Société de chirurgie de Lyon. Congrès de chirurgie de Paris).

Après avoir pratiqué dans un premier temps l'hystérectomie totale et l'anus iliaque gauche ou cæcal temporaire; dans un deuxième temps, on pratique l'ablation du cancer, c'est-à-dire l'entérectomie suivie du rétablissement de la continuité de l'intestin.

Quels sont donc les procédés à employer, et quels sont ceux que nous choisirons de préférence pour ce segment intestinal ?

De tous les procédés, le plus ancien est la suture; mais devant la difficulté créée par la profondeur de l'organe à suturer, accrue de la gêne occasionnée par la présence des organes pelviens, les chirurgiens s'ingénièrent à trouver des moyens d'anastomose plus pratiques.

Hochenegg d'abord préconisa le *procédé de l'invagination.*

Il proposait d'invaginer progressivement et lentement le côlon dans le rectum. Pour cela, passant une pince à travers l'anus, il allait saisir le côlon et l'amenait à l'anus, où quelques points de suture le fixaient à la peau.

C'est le procédé qu'a employé M. Tixier chez une de ses malades (obs. IV), mais peu après est survenu un rétrécissement. Outre cet inconvénient, cette manœuvre n'est pas toujours possible, car le bout colique est dilaté et présente des parois hypertrophiées à musculature puissante, ce qui rend son invagination toujours difficile dans un bout rectal ordinairement atrophié.

Lardennois préconisa la *méthode du bouton*. Ce procédé constitue un petit perfectionnement qui semble très heureux. La pièce femelle, dont le bord est un peu tranchant, est introduite, montée sur une pince, par le rectum; on fait saillir la paroi antérieure de ce dernier, qu'on incise alors jusqu'à la muqueuse. Il ne reste plus qu'à articuler avec la pièce mâle, préalablement insérée dans l'anse mobile du côlon. Le tranchant du bouton a raison, pendant l'articulation, du petit rempart muqueux qui le recouvrait encore. On évite ainsi d'ouvrir deux fois l'intestin, il a suffi de le faire une fois pour le côlon, c'est une chance de moins d'infecter le péritoine. D'autre part, la proximité de l'anus permet de compter sur une élimination facile et rapide du bouton.

Ce procédé, qui avait son indication dans les cas où le jour n'était pas suffisant pour pratiquer les sutures, perd donc, après l'hystérectomie, une de ses meilleures indications. Cependant, dans les cas où il y aura une différence de diamètre trop considérable entre les deux bouts supérieur et inférieur, et dans les cas où il faudra aller vite, le bouton de Lardennois pourra encore être employé avantageusement.

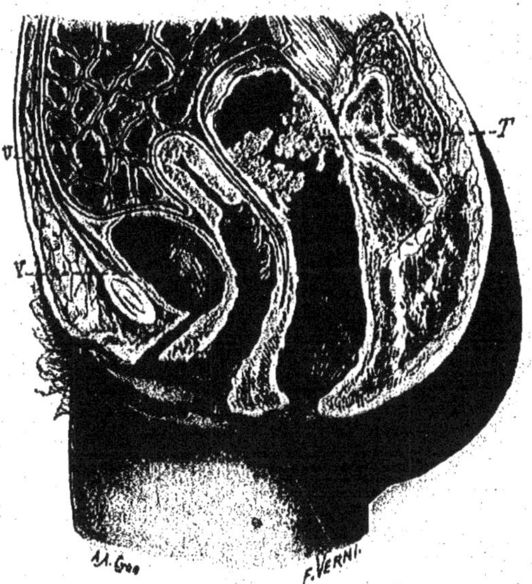

Fig. III. — Tumeur limitée.

U, Utérus; — T, Tumeur; — V, Vessie.

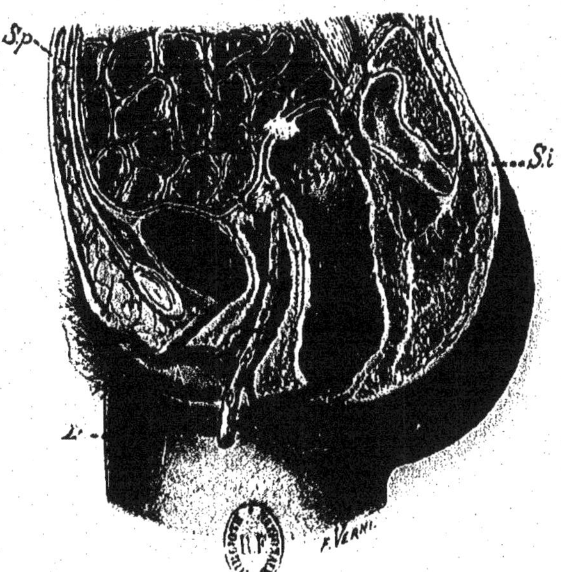

Fig. IV. — Hystérectomie totale et entérectomie.

D, Drain; — Si, Suture de l'intestin; — Sp, Suture péritonéale.

Reste le procédé de l'anastomose termino-terminale par entérorraphie circulaire. La principale critique qu'on adressait à ce procédé venait de sa difficulté et de l'absence de péritoine nécessaire pour recouvrir la suture. Mais après l'hystérectomie, « quand on opère sur le rectum, on s'aperçoit qu'en tirant sur la portion anale conservée, surtout chez les vieilles femmes, l'intestin est suffisamment pourvu de péritoine en avant et sur les côtés; c'est le Douglas qui se déplisse et fournit de la bonne séreuse adhésive. Il est bien certain qu'en arrière, vers le mésorectum, nous n'avons pas de péritoine, mais par des sutures serrées à points séparés, on arrive à rétablir la continuité du tube digestif et s'il se fait une fistule, elle n'a pas grand danger, car nous l'avons vu trouver une voie toute naturelle vers le vagin laissé béant. (Obs. I et III.) » (Tixier.)

Nous insistons tout particulièrement sur le double avantage de l'hystérectomie totale, car une subtotale, tout en donnant au chirurgien le jour, la facilité des manœuvres opératoires et de la reconstitution du péritoine, le prive pourtant de la sécurité post-opératoire qu'offre le drainage naturel par le vagin.

OBSERVATIONS

Observation I

Amputation recto-colique pour cancer, par la voie abdomino-périnéo-vaginale en deux temps; guérison.

Il s'agit d'une jeune religieuse de 33 ans, Marie Rib..., venue à la Charité pour un cancer diagnostiqué du haut rectum.

On le percevait par le toucher rectal à bout de doigt: il était très volumineux et donnait lieu à des phénomènes d'obstruction chronique.

La malade fut opérée par M. Tixier, qui suppléait alors M. Pollosson à la Charité.

Dans un *premier temps* (13 mars 1905), on pratiquait une laparotomie médiane, on délimitait la tumeur et on en détruisait les adhérences au pelvis. Pour se donner du jour et de propos délibéré, on enlevait *l'utérus et les annexes*, celles-ci, du reste, malades et présentant de petits kystes de l'ovaire. Section du côlon pelvien; établissement d'un anus contre nature sur le bout supérieur; décollement du mésocôlon aussi bas que possible; fermeture du bout colo-rectal; drainage par le vagin; fermeture du ventre.

Deuxième temps, exécuté le 1er avril 1905, dix-sept jours après le premier. Incision péri-anale permettant de fermer hermétiquement l'anus et de transformer le rectum en un vase clos.

Section de la cloison recto-vaginale jusqu'au Douglas, déjà ouvert par l'hystérectomie totale antérieure. Ablation par cette voie périnéo-vaginale, du rectum et du côlon sous-jacent, sans avoir à se servir d'une nouvelle incision abdominale.

Suites opératoires très simples. Guérison rapide. M. Tixier a revu la malade au mois de juillet 1906 : il n'y avait aucune trace de récidive; la malade allait parfaitement bien et elle avait notablement engraissé. Au 1er janvier 1907, une lettre de cette religieuse annonce qu'elle fait à nouveau sa classe, avec un état de santé florissant. Son anus contre nature fonctionne très régulièrement matin et soir; elle se déclare très heureuse. En janvier 1908, l'état de la malade est toujours très satisfaisant.

La pièce anatomique mesure 16 centimètres de longueur et 6 centimètres de largeur.

Observation II

Enorme cancer susampullaire du rectum; ablation en deux temps : 1° Anus contre nature définitif et hystérectomie totale; 2° Ablation totale périnéo-abdominale.

Mlle D..., âgée de 35 ans, avait été vue au commencement de décembre 1906, par M. A. Pollosson, pour des phénomènes d'obstruction chronique. M. Pollosson montra la malade à M. Tixier et lui confia le soin de l'opérer.

La tumeur, perceptible à bout de doigt, remplissait le pelvis et paraissait à beaucoup inopérable. M. Tixier voulut cependant tenter son ablation.

Le 8 décembre, on pratiquait une large laparatomie, et on reconnaissait les connexions de la tumeur, qui refoulait en avant vessie et utérus et remontait jusqu'au-dessus de l'articulation sacro-iliaque gauche; elle était encore tout entière intra-intestinale. On sectionnait l'S iliaque très haut et on établissait un anus définitif dans la fosse iliaque gauche, puis après décollement étendu du bout rectal, on le cautérisait et le fermait en bourse. Enfin, on pratiquait une castration totale : fermeture du ventre, drainage par une mèche vaginale.

Les suites opératoires furent simples pendant huit jours environ. Enorme débâcle fécale par l'anus artificiel. Malgré les lavages rectaux, écoulement de sang et de mucosités purulentes, par l'anus normal. Au bout de huit jours, apparition d'un abcès à la partie inférieure de l'incision de la laparotomie. On crut d'abrd à un simple petit abcès de la ligne de suture. Mais bientôt l'écoulement du pus fut si abondant, son odeur si fétide, que M. Tixier fut conduit à admettre que le bout supérieur du rectum exclu s'était réouvert et vidait par son extrémité supérieure les produits néoplasiques très septiques. La malade avait de la température tous les soirs, au-dessus de 39°. Malgré ces mauvaises conditions, à cause des douleurs de plus en plus vives, M. Tixier se décidait à intervenir pour pratiquer l'extirpation de cet énorme boudin néoplasique.

Dans un premier temps, on circonscrivait, par une incision, la région anale et on oblitérait l'anus par un fil en bourse ; puis, séparant dans sa partie saine la cloison vaginale postérieure du rectum, on décollait très haut le rectum du sacrum, en arrière de la vessie en avant. Puis, par l'incision de l'ancienne laparatomie rapidement réouverte, on séparait le bout supérieur des anses voisines et de la paroi abdominale antérieure, et une main agissant dans le ventre, l'autre par le périnée, on accouchait par ce cloaque inférieur béant, le cancer recto-colique.

Le tout fut mené très vite : la malade ne resta pas quarante-cinq minutes endormie. Un gros tampon ferma cette brèche considérable.

La malade, le soir de l'opération, allait bien ; elle n'avait pas vomi et son pouls était à moins de 125. Des urines claires et abondantes étaient retirées par la sonde. Ce dernier détail était importont, car dans le cours de l'opération,

M. Tixier avait très bien perçu entre ses doigts un des uretères disséqué sur une grande longueur et tendu au travers de ce petit bassin vidé.

La pièce ainsi enlevée présentait 24 centimètres de longueur et 23 centimètres de circonférence.

Les suites opératoires furent d'une simplicité étonnante: point de réaction péritonéale. Chute de la température antérieurement élevée. Jeu parfait de l'anus contre nature. Malheureusement, au onzième jour après la seconde intervention, une des anses intestinales, qui peu à peu s'abaissaient dans ce pelvis nettement évidé par l'ablation de cette grosse tumeur, s'est spontanément ulcérée et une fistule intestinale s'est établie.

Celle-ci trouva un écoulement tout naturel par la brèche périnéo-vaginale et ne détermina aucun accident grave.

La malade est sortie du service allant bien; elle mourut chez elle le 2 juin 1907, de péritonite cancéreuse.

Observation III

Cancer sténosant du haut rectum.
Hystérectomie abdominale totale permettant l'entérectomie et l'entérorraphie circulaire. — Rétablissement des fonctions intestinales normales. — Guérison.

Il s'agit d'une femme, Noémie T..., âgée de 58 ans, reçue le 5 juin 1907 dans le service de M. le professeur A. Pollosson, suppléé par M. Tixier.

Elle était venue à l'hôpital pour des troubles intestinaux progressifs : depuis un an, elle souffrait d'une constipation opiniâtre, parfois entrecoupée de relâches diarrhéiques. Elle avait constaté des glaires et même du sang dans ses selles. Une douleur lancinante attirait l'attention sur la fosse iliaque gauche.

Cependant, une exploration attentive et plusieurs fois répétée n'avait pas permis de percevoir la moindre tuméfaction à ce niveau. De même le toucher rectal poussé aussi haut que possible n'avait révélé aucune tumeur. Par le toucher vaginal, les organes pelviens paraissaient sains.

L'histoire clinique de la malade, l'amaigrissement considérable qu'elle accusait, permettaient d'affirmer l'existence d'un cancer du gros intestin, cause de la douleur à gauche. De la dilatation certaine du cœcum, on pouvait présumer qu'il siégeait à gauche, sur le côlon ou sur le haut rectum.

Malgré l'âge de la malade, 58 ans; malgré la présence d'albuminurie dans les urines, M. Tixier se décidait pour une intervention radicale.

Elle fut exécutée le 15 juin. Grande laparatomie médiane en position inversée, large valve suspubienne de Doyen. M. Tixier constate que l'S iliaque est très dilaté et qu'une tumeur dure, sténosante, existe dans le pelvis à l'union du côlon et du rectum.

Immédiatement *hystérectomie abdominale totale avec ablation des ovaires*, dont le gauche est adhérent à la tumeur. On a soin de conserver un grand lambeau péritonéal antérieur, dont on reconnaîtra dans un instant l'utilité.

Puis se portant sur le néoplasme intestinal, on sectionne le côlon en tissu sain entre deux pinces et décollant progressivement le mésocôlon et le mésorectum, on arrive à dépasser en bas la tumeur. On sectionne le rectum en tissu sain.

A ce moment, il reste du rectum une largeur saine, correspondant à la largeur de l'index: en effet, faisant mettre le doigt d'un aide dans l'anus, on s'aperçoit qu'il affleure la section supérieure du rectum.

Cette intervention faite, on libère autant que possible le côlon descendant et on arrive à mettre bout à bout le côlon et le rectum anal. Au fond du pelvis, grâce au jour énorme *donné par l'ablation préliminaire de l'utérus*, on arrive à pratiquer une antérorraphie circulaire à la soie et à points séparés. Une fois la continuité du tube intestinal rétablie, on suture avec soin le grand lambeau péritonéal antérieur aux parois postérieures du pelvis et à l'S iliaque, au-dessus de la ligne de suture. L'entérorraphie se trouve ainsi enfermée sous un revêtement péritonéal continu, qui la sépare du grand péritoine ; le pelvis est tout naturellement drainé par le vagin largement béant et dans lequel est laissée une simple mèche de gaze.

Fermeture totale du ventre et établissement d'un anus cæcal de sûreté.

Les suites opératoires furent remarquablement simples. Jamais on eut de crainte de réaction péritonéale, et cela, malgré l'apparition momentanée d'une fistule stercorale vaginale, laquelle, grâce à la sécurité du procédé opératoire préconisé, n'a jamais produit aucune réaction péritonitique. Le grand lambeau péritonéal l'a toujours isolé du grand ventre.

Peu à peu, les fonctions intestinales se sont rétablies normalement par l'anus, et l'anus artificiel cæcal, qu'on avait établi comme dérivation momentanée s'est spontanément rétréci ; actuellement, il laisse, de temps à autre, passer quelques liquides intestinaux.

Actuellement, au toucher rectal, on sent, à bout de doigt, un anneau souple recouvert d'une muqueuse normale représentant le siège de la suture intestinale bout à bout.

La pièce anatomique mesure exactement, après rétraction, 21 centimètres ; elle est constituée, en haut, par le côlon, dont on reconnaît les franges épiploïques, en bas, par le rectum sain ; à leur union existe un cancer annulaire sclérosant, de la largeur d'une pièce de 5 francs.

Observation IV

Cancer sténosant du haut rectum ; anus contre nature. Entérectomie ; invagination à l'Hochenegg. Rétrécissement consécutif. Hystérectomie abdominale totale. Anasto-

mose colo-rectale avec le bouton de Lardennois. Fistule colo-vaginale. Colpocleisis. Guérison.

Le 27 décembre 1905, M. Tixier était appelé auprès d'une jeune fille de 30 ans, Mlle Marie A..., habitant le département de Saône-et-Loire. Depuis treize jours, cette malade présentait des phénomènes aigus d'occlusion intestinale : vomissements, absence de selles, météorisme considérable, etc.

M. Tixier arrivait auprès d'elle, avec le docteur Molin, au milieu de la nuit.

La situation était très grave : le pouls rapide, le facies tiré. Le hoquet indiquait un collapsus imminent. Il s'agissait d'une vigoureuse jeune femme à l'allure plantureuse. La température était alors de 38°2, et comme il était impossible de faire un diagnostic causal, pour ne pas laisser passer une appendicite toujours possible, on fit une incision iliaque droite. L'appendice était gros, tuméfié ; on l'enleva, mais malgré la présence d'un épanchement séro-hématique abondant, on se rendit compte que les symptômes d'occlusion prédominaient et rapidement on établit un anus cæcal.

Une débâcle formidable s'établit, et après quelques jours d'un état inquiétant, la malade se rétablit et reprit rapidement ses forces.

Malgré des lavements répétés injectés dans le rectum, jamais les matières fécales ne reprirent leur cours normal, et bientôt on acquit la certitude qu'un obstacle siégeait sur le gros intestin. L'examen le plus minutieux du rectum ne révéla cependant jamais aucune humeur.

Deux mois après, on se décidait donc à une nouvelle intervention. Par une laparotomie médiane, on eut bien vite reconnu que le côlon descendant était énormément distendu, et que brusquement, au niveau du haut rectum, l'intestin se rétrécissait.

On percevait, au niveau de l'isthme utérin, une tumeur

dure, fibreuse, sténosante, étranglant l'intestin. On décidait immédiatement la résection.

En tissu sain, le côlon était sectionné, détaché, le méso-côlon et le mésorectum liés et on arrivait ainsi au-dessous de la tumeur qui était sectionnée. Il restait une largeur de rectum sain correspondant à la longueur de l'index introduit par l'anus. Il paraissait terrible d'infliger un anus contre nature définitif à une jeune fille de 30 ans et on décidait de rétablir la continuité de l'intestin au fond de ce pelvis.

Il était impossible de suturer les deux bouts, ils étaient trop inégaux de diamètre; le côlon était monstrueux, le rectum revenu sur lui-même, et on n'avait pas le bouton de Lardennois pour faire une anastomose latérale. Des sutures auraient trop tiré et l'utérus *gênait* beaucoup.

On eut recours au procédé de l'invagination à la Hochenegg.

Le côlon fermé en bourse, on passait une pince par l'anus et on invaginait progressivement et lentement le côlon à travers l'anus dilaté. Quelques points de crin de Florence fixèrent l'intestin invaginé à la peau.

Par prudence, on laissait un drain abdominal, heureuse précaution, car, pendant quelques jours, il y eut une petite fistulette cæcale qui guérit spontanément. On regretta de n'avoir pas drainé le vagin, ce qui aurait été facile si on avait enlevé l'utérus, mais il s'agissait d'une jeune fille.

Enfin, quelques semaines après, lorsqu'on vit des lavages injectés par l'anus cæcal sortir par l'anus rectal, on fermait par une entérorraphie latérale le cæcum et tout fonctionna bien.

La malade repartit chez elle enchantée; elle put se livrer à son sport favori, la bicyclette; elle passa ses dernières vacances admirablement.

Au mois de novembre 1906, elle vint se faire examiner parce qu'elle présentait des phénomènes de constipation progressive. Au toucher, on trouvait un rétrécissement au niveau de la jonction recto-colique. Avec de grosses bougies d'Hégar on pratiqua la dilatation.

La malade rentre chez elle ; elle présente des douleurs vives dans le bas ventre, de la fièvre ; apparition d'une tuméfaction profonde au niveau de l'échancrure sacro-sciatique. Fistule spontanée stercorale.

La malade va à la selle par cette fistule et les fonctions rectales sont abolies.

Elle revient à Lyon vers la fin avril.

Le 4 mai 1907, nouvelle laparotomie. Pour avoir du jour, M. Tixier pratique une large laparotomie et, de propos délibéré, enlève l'utérus et les annexes, pour essayer de rétablir la continuité du tube digestif. Il s'était procuré la pince et le bouton de Lardennois.

Une fois l'utérus enlevé, on constate qu'il n'y a pas trace de récidive au niveau de l'ancienne entérectomie, mais qu'il s'est produit un rétrécissement serré. Le côlon descendant étant très dilaté, on arrive à le plisser et à l'abaisser au contact de la face antérieure du rectum. Anastomose au bouton de Lardennois.

Grâce au grand lambeau péritonéal conservé, on isole tout ce foyer opératoire du grand ventre et on draine uniquement par le vagin.

Le quatrième jour après l'opération, des matières passent par le vagin ; il existe une fistule colo-vaginale.

Au huitième jour, le bouton étant en partie libre on l'enlève.

Il y a alors une fistule colo-vaginale et une colo-rectale.

Bientôt, toutes les matières passent par le vagin ; la plaie de la fosse se guérit, plus de matière passe par cette voie.

L'état général est parfait.

Fin juin. — Tentative de colpocleisis, qui échoue. La malade part chez elle.

Elle revient au mois de *novembre 1907*. A ce moment, toutes les matières passent par le vagin. L'état général est florissant.

16 novembre 1907. — Pour dériver pendant quelques jours les matières, on établit un anus contre nature sur le côlon descendant.

M. Tixier est résolu à tenter un nouveau colpocleisis.

6 décembre 1907. — On élargit la fistule vagino-rectale et colo-rectale, et, au-dessous, on ferme le vagin. Résultat parfait, les matières suivent la voie nouvelle: le sphincter rectal fonctionne très bien.

Progressivement, et spontanément, l'anus contre nature colique se referme.

La malade est encore en traitement, mais va parfaitement.

Cette observation montre que la conservation de l'utérus avait gêné considérablement le chirurgien, et que, pour arriver à une guérison complète, le sacrifice de cet organe a été nécessaire.

Observation V (*inédite*).

(Due à l'obligeance de M. le docteur Albertin).

T..., Marie, 48 ans, entre dans mon service, à la Charité, le 21 mai 1906, pour un néoplasme haut situé du rectum.

Depuis un an, troubles de la défécation, ténesme, selles sanguinolentes. Amaigrissement progressif. Troubles vésicaux, dysurie. Au toucher rectal, on perçoit à l'extrémité de l'index, la partie inférieure de la virole néoplasique.

8 juin 1906. — Laparotomie sous-ombilicale. Je pratique tout d'abord l'hystérectomie pour libérer le champ opératoire et me donner du jour sur le rectum.

Je libère ensuite le rectum de haut en bas en décollant quelques ganglions sacrés. Cette libération abdominale de l'intestin comprend la terminaison de l'anse sigmoïde et la totalité du rectum jusqu'aux releveurs de l'anus.

Je sectionne l'anse sigmoïde et fait traverser le bout

terminal à travers une boutonnière iliaque de la paroi où sera l'anus artificiel.

Puis j'abandonne la cavité abdominale pour pratiquer l'extirpation périnéale du segment recto-sigmoïdal.

Cette extirpation faite, on bourre la cavité de mèches de gaze, puis, revenant à l'abdomen, on péritonise par-dessus le tamponnement, à l'aide du péritoine susvésical, qui est suturé au péritoine pariétal postérieur.

On ferme ensuite l'abdomen et on termine la fixation du bout terminal de l'anse sigmoïde au niveau de l'anus iliaque.

Pour diminuer l'étendue de la brèche périnéale, on passe deux gros fils métalliques qui rapprochent les parties molles, en laissant un drainage au point déclive vers le coccyx.

Les suites opératoires ont été assez simples, malgré le shock opératoire, et la malade est sortie le 25 juin 1906, avant que la brèche périnéale ne fut comblée.

L'anus iliaque fonctionnait bien.

En décembre 1907, j'ai eu des nouvelles de la malade dont l'état de santé était bon, mais je n'ai pu l'examiner.

Dans deux autres cas, j'ai encore pratiqué l'hystérectomie préalable à l'ablation du rectum, et cela, spontanément, par commodité, sans savoir que ce procédé était spécialement recommandé par mon collègue et ami Tixier. Je souscris pleinement à ses conclusions, tendant à faire de l'ablation préalable de l'utérus, un temps nécessaire pour se donner du jour sur le rectum, lorsqu'on veut faire l'extirpation abdominale périnéale de cet organe.

CONCLUSIONS

I. — Nous laissons de côté l'occlusion intestinale aiguë, causée par un cancer du haut rectum; il faut alors se contenter d'un simple anus contre nature d'urgence.

II. — En dehors de ces cas d'urgence, quand on se trouve en présence d'une femme ayant un cancer du haut rectum, ou du bas côlon pelvien, le plan à adopter est ainsi conçu :

Premier temps. — Laparotomie médiane en position inclinée. Exploration de la tumeur. Hystérectomie totale avec conservation d'un lambeau péritonéal antérieur aussi vaste que possible.

Puis, deux cas se présentent : ou bien le cancer est volumineux, très étendu, ou il est limité.

III. — *Cancer volumineux :* on ne peut espérer faire une suture bout à bout après l'ablation de la tumeur. On sectionne alors le côlon en tissu sain, et le bout supérieur est fixé à la paroi pour établir un anus définitif. Le bout inférieur, soigneusement fermé, est refoulé dans le pelvis après un décollement étendu du mésocôlon et du mesorectum. On cache ce bout inférieur sous le lambeau péritonéal antérieur suturé au péritoine pelvien postérieur.

Fermeture totale du ventre et drainage vaginal sous-péritonéal.

IV. — *Cancer petit du type annulaire.* — La résection est possible en conservant le sphincter.

Si la résistance de la femme est suffisante, dans ce premier temps, on pratique l'entérectomie, suivie d'une entérorraphie circulaire à la suture, et on établit un anus cæcal de dérivation momentanée.

Si au contraire la malade ne paraît pas devoir supporter une aussi longue intervention, on se contente d'établir un anus contre nature cæcal.

Deuxième temps. — 15 ou 20 jours après la première intervention.

V. — a) *Le cancer a été reconnu très volumineux.* — Par la voie périnéale, en fendant largement la paroi vaginale postérieure, on exécute l'ablation de tout le segment rectal inférieur, y compris la région sphinctérienne.

VI. — b) *Le cancer est petit.* — On sait que l'on peut exécuter une résection de la tumeur.

Nouvelle laparotomie : entérectomie suivie d'entérorraphie circulaire. Fermeture totale du ventre; simple drainage vaginal sous-péritonéal. Si plus tard l'anus cæcal n'est pas fermé, on en pratique la cure radicale.

VII. — Cette méthode permet donc : d'une part, de s'attaquer à d'énormes cancers paraissant inopérables, et que le grand jour donné par l'hystérectomie préalable permet cependant d'enlever; d'autre part, de faire de la chirurgie conservatrice du sphincter dans le cas de cancer limité.

INDEX BIBLIOGRAPHIQUE

CZERNY. — 1883; in thèse Finet, Paris, 1890.

GAUDIER (de Lille). — 1896; *Bull. et Mém. de la Soc. de Chir. de Paris* et *Revue de gyn. et chir. abd.*, 1897.

P. BERGER. — 1897; 11e Congrès français de Chirurgie, Paris, 1897.

QUÉNU. — 1896; *Bull. et Mém. de la Soc. de Chir. de Paris*. Du choix du procédé opératoire dans l'extirpation du cancer du rectum, *Presse Méd.*, 1897, n° 50. — 1898; De l'extirpation du cancer du rectum par la voie abdomino-périnéale, *Bull. et Mém. de la Soc. de Chir. de Paris*, 1898, p. 706 et 717. — 1901; Extirpation abdomino-périnéale d'un cancer du rectum, *Bull. et Mém. de Soc. de Chir. de Paris*, 1901, p. 185. — 1902; Les résultats éloignés sur l'extirpation du rectum cancéreux par la voie abdomino-périnéale chez la femme. *Bull. et Mém. de Soc. de Chir. de Paris*, 1902, p. 815.

QUÉNU et HARTMANN. — 1896; Chirurgie du rectum.

AMANN. — Congrès international de Médecine, section de Gynécologie, Paris, 1900.

DE BOVIS. — *Revue de Chirurgie*, 1900.

LARDENNOIS. — Thèse de Paris, 1899.

EDEBOHLS.— *The Journ. of the american. Med. Ass.*, 6 juil. 1901, p. 24.

PIERRE DUVAL. — Thèse de Paris, 1902.

SCHWARTZ. — *Soc. de Chir. de Paris*, 1903: Ablation du rectum et du côlon pelvien avec hystérectomie totale pour un cancer du rectum avec propagation à l'utérus.

GODINEAU. — Thèse de Paris, 1903.

PETERMANN. — *Archiv. f. clin. chir.*, 1906, p. 1.

TIXIER. — Cancer du haut rectum et du bas côlon pelvien. Considérations thérapeutiques. — *Soc. de Chir. de Lyon* et *Lyon Méd.*, 1907. — Congrès de Chirurgie de Paris, octobre 1907.

ALBERTIN. — Amputation abdomino-périnéale du rectum, *Lyon Méd.*, 1907, p. 870.

GOUILLOUD. — *In* thèse Rouchet, Lyon, 1907.

TABLE DES MATIÈRES

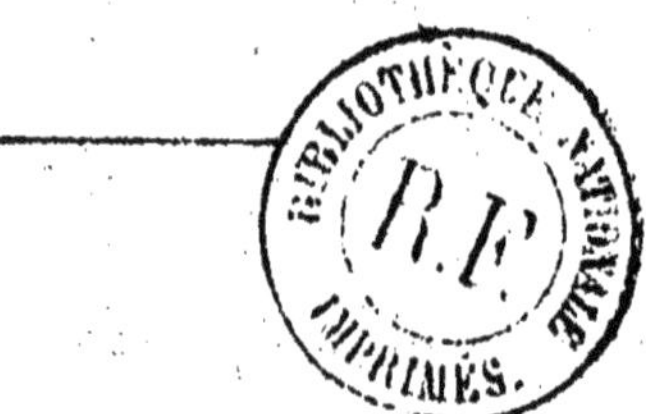

9393 Imp. Réunies - Lyon

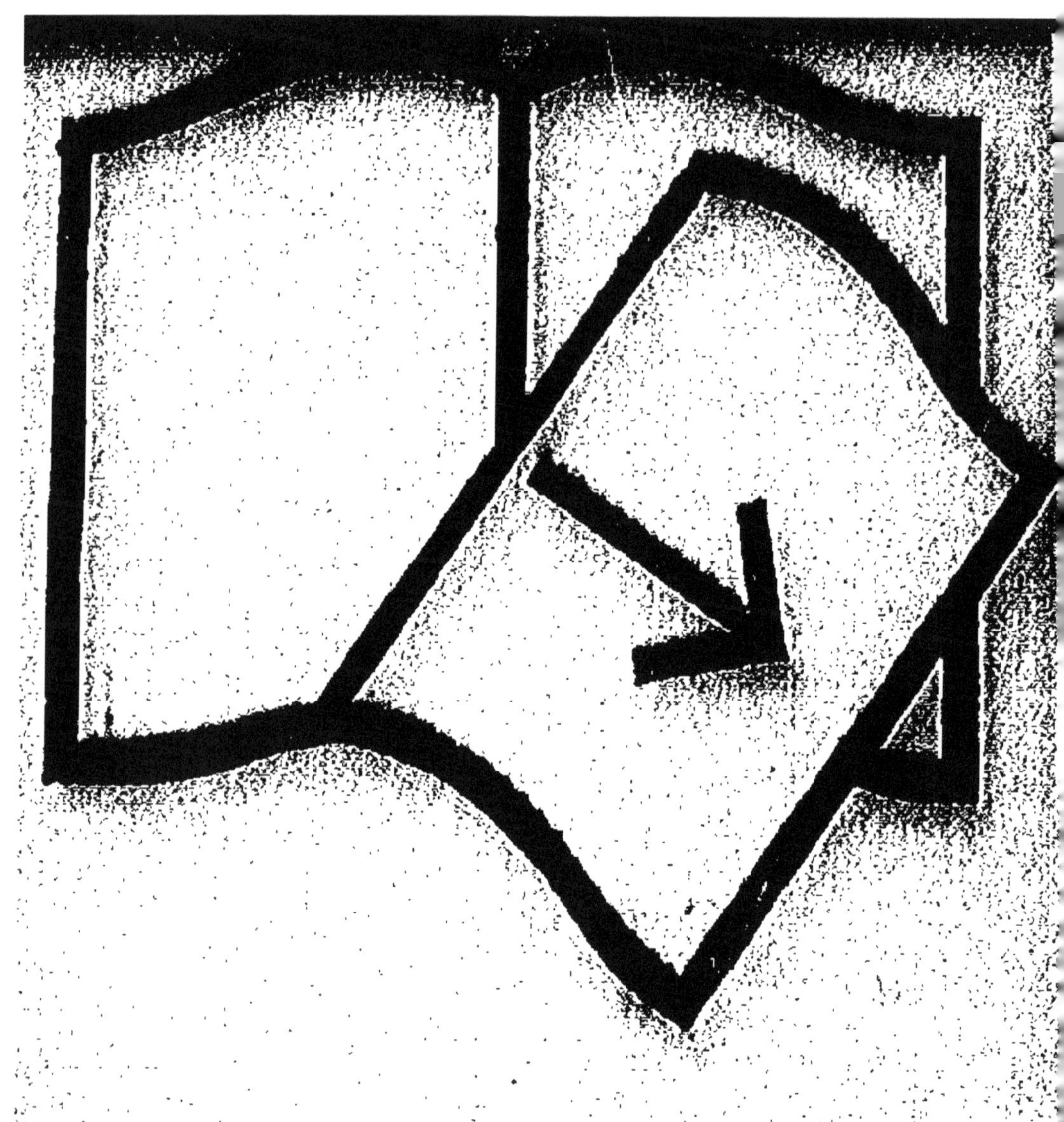

Documents manquants (pages, cahiers...)

NF Z 43-120-13

www.ingramcontent.com/pod-product-compliance
Ingram Content Group UK Ltd.
Pitfield, Milton Keynes, MK11 3LW, UK
UKHW020212200726
13856UKWH00004B/1332

9 782011 926586